Dicionário dos Remédios Florais do Dr. Bach

Aspectos Positivos e Negativos

T. W. HYNE JONES

Dicionário dos Remédios Florais do Dr. Bach

Aspectos Positivos e Negativos

Tradução
Sônia Dantas Café

Editora
Pensamento
SÃO PAULO

Título original: *Dictionary of the Bach Flower Remedies Positive and Negative Aspects*.

Copyright © Bach Flower Remedies Ltd.

Copyright da edição brasileira © 1990 Editora Pensamento-Cultrix Ltda.

1ª edição 1990.
14ª reimpressão 2017.

Todos os direitos reservados. Nenhuma parte deste livro pode ser reproduzida ou usada de qualquer forma ou por qualquer meio, eletrônico ou mecânico, inclusive fotocópias, gravações ou sistema de armazenamento em banco de dados, sem permissão por escrito, exceto nos casos de trechos curtos citados em resenhas críticas ou artigos de revistas.

Direitos de tradução para a língua portuguesa adquiridos com exclusividade pela EDITORA PENSAMENTO-CULTRIX LTDA., que se reserva a
propriedade literária desta tradução.
Rua Dr. Mário Vicente, 368 – 04270-000 – São Paulo, SP
Fone: (11) 2066-9000 – Fax: (11) 2066-9008
Http://www.editorapensamento.com.br
E-mail: atendimento@editorapensamento.com.br
Foi feito o depósito legal.

Impresso por : Graphium gráfica e editora

Este pequeno dicionário foi compilado para possibilitar aos que usam e receitam os remédios florais do Dr. Bach uma rápida consulta, a fim de tornar mais sólidas suas conclusões.

O organizador achou importante apresentar os aspectos Positivos e Negativos uns ao lado dos outros, dando-lhes igual importância, especialmente quando é preciso combinar remédios. Levar em consideração as manifestações 'Positivas' invariavelmente implica uma prescrição e resultados melhores.

O material deste dicionário foi extraído de várias publicações, de observações feitas por médicos e de experiências pessoais. O organizador agradece aos muitos benefícios dos Remédios de Bach e ao apoio e encorajamento de Nora Weeks e de amigos.

OBSERVAÇÕES:

1) Um asterisco (*) depois do nome de um Remédio indica que ele está entre as 12 essências originais do Dr. Bach.

2) O número da página indica a ordem alfabética e numérica do Remédio.

3) Geralmente, pode-se supor que uma pessoa carregada de "aspectos positivos" tem pouca necessidade desse Remédio.

4) Alguns estados de ânimo ou condições de saúde podem ser tratados por mais de um remédio, dependendo da origem das causas. Por exemplo: a insônia poderá ser tratada com Agrimony, White Chestnut ou Vervain; por isso, certas situações são repetidas em mais de um título. Por favor, confira cada sugestão individualmente no Manual ou no livro *Os Remédios Florais do Dr. Bach* para determinar o remédio mais adequado para cada caso.

5) Para mais informações, literatura adicional, consultas e tratamentos, escreva para: The Dr. Edward Bach Centre, Mount Vernon, Sotwell, Wallingford, Oxon OX10 0PZ, England. (Agradecemos o envio de envelope selado.)

AGRIMONY*

Agrimonia Eupatoria

Palavras-chave: TORTURA MENTAL POR TRÁS DE UMA "CARA DE VALENTE"

Aspectos Negativos

A despreocupação disfarça a tortura mental — um estado mental turbulento.

Busca excitação, com conseqüências perigosas e que podem causar danos.

Inquietude à noite, causada por pensamentos agitados. (Veja também White Chestnut.)

Não gosta de estar só — poderá buscar companhia para escapar de preocupações e esquecê-las.

Quando estressado, poderá refugiar-se no álcool ou nas drogas para atenuar a tortura mental.

Aspectos Positivos

Alegre, despreocupado, com um senso de humor refinado, sem fingimento.

Um bom companheiro.

Pode rir-se de suas preocupações.

Na doença, torna leve o desconforto e até mesmo a dor.

Brigas e discussões o entristecem. Amante da paz. Temperamento pacificador.

Genuinamente otimista.

ASPEN

Populus Tremula

Palavras-chave: MEDOS VAGOS DE ORIGEM DESCONHECIDA

Aspectos Negativos

Medo, de dia ou à noite, sem razão conhecida. Apreensão. Terror ao despertar — de um sonho ruim, embora esquecido. Medo de adormecer outra vez. Pressentimentos terríveis.

Alguns exemplos:
Medo da escuridão.
Medo da morte.
Medo de pensamentos catastróficos.
Medo quando sozinho, ou repentinamente, quando entre amigos — inexplicável.
Medo do medo. Medo de contar seus problemas aos outros.
Medo, geralmente acompanhado de tremor e suor.

Aspectos Positivos

Ausência de medo, porque o poder do amor está por trás de tudo e supera todas as coisas.

Uma vez reconhecido isso, estamos além da dor, do sofrimento, da preocupação, do medo e nos tornamos participantes da verdadeira alegria.

Uma fé dessa magnitude causa o desejo de aventurar-se, de fazer experiências sem preocupação com o perigo ou as dificuldades.

BEECH

Fagus Sylvatica

Palavra-chave: INTOLERÂNCIA

Aspectos Negativos

Intolerância. Não tenta compreender ou fazer concessões às falhas alheias.

Crítico. Falta-lhe humildade e solidariedade.

Irrita-se com os hábitos, maneirismos, idiossincrasias e gestos dos outros.

Exige exatidão, ordem e disciplina em toda parte.

Um verdadeiro capataz. Queixa-se dos demais.

Guarda as coisas para si mesmo; um tipo solitário.

Aspectos Positivos

Convicções fortes.

Ideais elevados.

Embora muita coisa pareça errada, tem capacidade de ver o bem crescendo interiormente.

Vontade de ser mais tolerante, amável e compreensivo com os outros.

Na visão do Dr. Bach, um perfeito exemplo de tolerância foi Jesus Cristo sendo crucificado. Ele não teve nenhum pensamento ríspido e até mesmo perdoou seus torturadores.

CENTAURY*

Centaurum Umbellatum

Palavra-chave: SUBSERVIENTE

Aspectos Negativos

Pessoa tímida, facilmente dominada.

Pouca força de vontade.

Não discute nem se defende — "um capacho". Não é capaz de dizer "não".

Pensamentos e ações freqüentemente influenciados pelo que dizem ou pensam os outros, e pelas convenções.

Poderá ser apegado à família ou a um dos pais. Servil, em vez de ser alguém que ajuda de bom grado.

Aspectos Positivos

Alguém que serve sábia e calmamente.

Alguém que sabe quando dar ou quando manter-se à parte.

Alguém que tem uma forte individualidade e sabe combinar bem e sustentar suas opiniões.

CERATO*

Ceratostigma Willmottiana

Palavras-chave: BUSCA CONSELHO E CONFIRMAÇÃO NOS OUTROS

Aspectos Negativos

Dúvidas acerca da própria capacidade.

Busca o conselho em todos e em tudo, sendo freqüentemente influenciado e mal-orientado pela opinião dos outros, o que pode causar insatisfação, embora precise da atenção deles.

Falta de confiança no próprio julgamento.

Não confia nas próprias convicções. Mutável.

Tolo.

Fala demais. Está sempre fazendo perguntas.

Tende a sugar a vitalidade dos outros na busca de aconselhamento.

Sua tendência é imitar os outros.

Aspectos Positivos

Muita sabedoria, intuitivo, mantém opiniões definidas e manterá uma decisão uma vez tomada.

Admira os que têm uma mente forte e que são capazes de decidir de modo rápido e eficiente.

CHERRY PLUM

Prunus Cerasifera

Palavras-chave: MEDO DE PERDER O CONTROLE DA MENTE

Aspectos Negativos

Desespero.

À beira de um colapso nervoso. Próximo à histeria — pode gritar pedindo ajuda.

Medo de se suicidar.

Medo de enlouquecer e, com isso, fazer coisas terríveis.

Medo de perder o controle e a razão.

Medo da insanidade mental.

Possibilidade de impulsos assassinos repentinos e violentos.

Aspectos Positivos

Coragem calma, tranqüila.

Capaz de manter a sanidade, apesar de torturas físicas ou mentais; por exemplo, um prisioneiro de guerra, uma vítima de seqüestro.

CHESTNUT BUD

Aesculus Hippocastanum

Palavras-chave: INCAPACIDADE DE APRENDER COM OS ERROS PASSADOS

Aspectos Negativos

Leva muito tempo para aprender com as experiências vividas — às vezes fracassa e não consegue fazê-lo.

Fica repetidamente cometendo o mesmo erro.

Repetição compulsiva do que já lhe havia sido dito anteriormente.

Tenta esquecer o passado, mas não tem como se guiar no presente ou no futuro. Coloca-se em situações lamentáveis, até que os erros são reconhecidos e, desse modo, evitados.

Aspectos Positivos

Observa atentamente os erros cometidos.

Adquire conhecimento e sabedoria com as experiências.

Observa e aprende com os outros.

O Dr. Bach escreveu: "Este Remédio é para nos ajudar a aproveitar totalmente as nossas experiências diárias e ver a nós mesmos e aos nossos erros como os outros vêem."

CHICORY*

Cichorium Intybus

Palavras-chave: POSSESSIVO — EGOÍSTA

Aspectos Negativos

Amor possessivo.

Sente-se facilmente magoado, ofendido e rejeitado.

Exige que os outros se ajustem ao seu "elevado sentido de valor", especialmente em relação aos que lhe são mais próximos e queridos. Interferência.

Atenção constante.

Fala dos "Favores ou deveres que lhe são devidos".

Quando contrariado, fica irritável, até mesmo chorão. Fica envenenado por essas emoções.

Não gosta de estar só.

Pessoa egoísta, inclinada à falsidade, voluntariosa, falante, irritável; adora discussões.

Aspectos Positivos

Preocupação e cuidado amoroso para com os outros, sem egoísmo.

Sempre dando, sem nenhuma intenção de receber em troca.

CLEMATIS*

Clematis Vitalba

Palavras-chave: SONHADORES — FALTA DE INTERESSE NO PRESENTE

Aspectos Negativos

Olhar perdido. Falta de atenção.

Preocupação. Indiferença. Pessoa nada prática. Ausente, esquecida. Uma sonhadora.

Sonolência. Pessoa que tem sono pesado.

Gosta de tirar sonecas a qualquer momento. Dorme à toa. Desatento. Indiferente.

Prefere ficar sozinho. Evita dificuldades fugindo das situações.

Aspectos Positivos

Interesse vivo por todas as coisas.

Sensível à inspiração.

Idealista — um escritor, um artista, um ator, um curador.

Dono de seus próprios pensamentos.

Resoluto. Realista. "Com os pés no chão."

CRAB APPLE

Malus Pumila ou *Pyrus Malus*

Palavras-chave: ÓDIO DE SI MESMO – SENSAÇÃO DE SUJEIRA

Aspectos Negativos

Sentimento de desespero, de sujeira, desgosto. Fez ou disse algo que é contrário à sua própria natureza.

Sente-se mental e fisicamente sujo. Tem vergonha de sua condição física, de sua aparência.

Desanimado se o tratamento fracassa (veja também Gentian). Tem pensamentos triviais, idéias fixas; obsessivo com detalhes da casa.

Aspectos Positivos

É o Remédio que limpa a mente e o corpo. Combate a poluição e a contaminação. Para uso interno e externo.

Habilidade para controlar pensamentos, reconhecer dificuldades e aceitar-se novamente.

Pode ver as coisas na perspectiva correta. Tolerante.

ELM

Ulmus Campestris ou *Ulmus Procera*

Palavras-chave: ASSOBERBADO PELAS RESPONSABILIDADES

Aspectos Negativos

Sensação repentina de estar sendo assoberbado por responsabilidades, que é incapaz de assumir.

Desânimo e exaustão conseqüentes, com idéias de não ser capaz de realizar a tarefa.

Mesmo quando a dúvida é momentânea em relação às próprias capacidades, pode causar fraqueza e debilidade.

Contudo, todos os sintomas são apenas temporários.

Aspectos Positivos

Pessoa capaz, eficiente, intuitiva.

Posições de chefia no Estado ou na indústria — médicos, religiosos, professores, etc.

Líderes, tomadores de decisão.

Pessoas de fé — confiantes, seguras.

Capacidades e habilidades geralmente direcionadas para a segurança, o enriquecimento e o melhoramento dos outros.

GENTIAN*

Gentiana Amarella

Palavras-chave: DESALENTO — DESINTERESSE

Aspectos Negativos

Visão negativa. Melancolia. Desencorajado quando as coisas não dão certo ou quando há dificuldades.

Desinteressado e deprimido pelos reveses de causa CONHECIDA.

Recusa-se a acreditar que sua falta de fé e compreensão estão impedindo que os problemas sejam superados.

Falha em compreender que é a própria atitude negativa que atrai essas condições de desalento e melancolia.

Remédio para ajudar crianças desencorajadas durante o período escolar.

Aspectos Positivos

Não existe fracasso quando se está fazendo o melhor de si mesmo.

Nenhum obstáculo é intransponível. Nenhuma tarefa é difícil demais.

Imensa convicção em realizações e na superação de dificuldades.

Não se deixa afetar por impedimentos.

Um bom tônico para convalescentes, quando indicado.

GORSE

Ulex Europaeus

Palavras-chave: DESESPERANÇA — DESESPERO

Aspectos Negativos

Desesperança. Desespero, depois que lhe dizem que "nada mais pode ser feito".

Tem de continuar a suportar a dor e o sofrimento; pode estar convencido de que seu problema de saúde é hereditário.

É quase inútil tentar outros tratamentos.

Aspectos Positivos

Fé e esperança positivas.

Não influenciado pelo estado de saúde mental ou físico atual, nem pela opinião dos outros.

Pessoa convencida de que todas as dificuldades serão superadas no final.

Gorse tem muita força quando dado logo no início de qualquer caso crônico.

Proporciona paciência e esperança de recuperação, o que significa o primeiro passo na obtenção da cura.

HEATHER

Calluna Vulgaris

Palavras-chave: EGOCENTRISMO, PREOCUPAÇÃO CONSIGO MESMO

Aspectos Negativos

Egocentrismo. Preocupação consigo próprio.

"Obcecados" por doenças, por problemas e suas trivialidades. Sempre querendo falar de si mesmo para os outros e dos outros. Às vezes, lamurientos.

Chegam muito perto — falam bem no ouvido das pessoas, forçando-as a conversar.

Sugam a vitalidade alheia; conseqüentemente, costumam ser evitados.

Detestam ficar sozinhos.

Fazem tempestades em copo d'água.

Ouvem muito pouco o que é dito, pois não têm interesse nos problemas dos outros.

Aspectos Positivos

Restaura a vitalidade sugada por uma outra pessoa.

Uma pessoa altruísta e compreensiva.

Pelo fato de haver sofrido, está sempre disposto a ouvir e a ajudar.

Pode ser absorvido pelos problemas dos outros e não mede esforços para ajudá-los.

HOLLY

Ilex Aquifolium

Palavras-chave: ÓDIO, INVEJA, CIÚME

Aspectos Negativos

Ódio, inveja, ciúme, suspeita, agressividade, ganância.

Ausência de amor. Incompreensão. Temperamento ruim. Várias formas de aborrecimento. Raiva dos seres humanos.

Sofre em demasia, geralmente sem causa específica.

Aspectos Positivos

Protege do ódio e de tudo o que não é o amor.

Aquelas pessoas de mente generosa que são capazes de dar sem pensar em recompensa. Podem rejubilar-se com o sucesso alheio. Estão dispostas a compartilhar; não são gananciosas nem possessivas, apesar dos aborrecimentos e das perdas pessoais. Compreensivas, tolerantes.

HONEYSUCKLE

Lonicera Caprifolium

Palavras-chave: VIVE NO PASSADO

Aspectos Negativos

Nostalgia, Saudade da pátria.

Vive no passado. Tem arrependimentos.

Ao olhar para trás, teme o que pode vir pela frente; uma situação que se poderia chamar de "mulher de Lot"; uma sensação de "estar dividido em dois".

Pode perder o interesse pelo presente.

Forças vitais se tornam mais lentas.

Aspectos Positivos

Um passado superpoderoso pode agora ser visto como uma experiência de valor essencial e que pode ser liberada, de modo a haver progresso espiritual e mental.

O Remédio para "lembranças" — de grande ajuda para viúvas, órfãos, pessoas que fracassaram nos negócios, etc., especialmente no caso de pessoas mais velhas obrigadas a viver sozinhas.

HORNBEAM

Carpinus Betulus

Palavras-chave: SENSAÇÃO DE "SEGUNDA-FEIRA DE MANHÃ"

Aspectos Negativos

Cansaço, fadiga mental.

Dúvida acerca da capacidade de encarar ou de suportar as coisas, mas geralmente consegue.

Quando convalescente, duvida da própria recuperação.

Cansaço por causa da preocupação consigo mesmo.

O Remédio para "Segunda de manhã" ou para a "Manhã seguinte".

Aspectos Positivos

Certo da própria capacidade e força para encarar problemas e aquilo que, a princípio, possa parecer dificuldades insuperáveis.

O Remédio que dá forças para os que se sentem cansados física e mentalmente e não conseguem suportar as coisas do momento.

IMPATIENS*

Impatiens Royaley ou *Impatiens Grandulifera*

Palavra-chave: IMPACIÊNCIA

Aspectos Negativos

Irritadiço. Impaciente. Nervoso.

Faz tudo às pressas.

Um alívio para tensão mental devido à frustração.

Termina a frase do interlocutor, se este fala devagar.

Chegado a acidentes pela sua impetuosidade.

Prefere trabalhar sozinho.

Tensão mental devido à frustração e a outras pressões.

Aspectos Positivos

Menos apressado na ação e no pensar. Mais relaxado, paciente, tolerante e gentil em relação às limitações dos outros e às "situações desagradáveis".

LARCH

Larix Europaea ou *Larix Decidua*

Palavras-chave: FALTA DE CONFIANÇA

Aspectos Negativos

Nenhuma autoconfiança, útil antes de exames.

Convencido do fracasso; não adianta tentar.

Jamais será uma pessoa bem-sucedida.

Não é capaz de se sair tão bem quanto os outros.

Sente-se inferior e possui uma falsa modéstia (secretamente, sabe que é capaz).

"Admira" o sucesso dos outros sem inveja ou ciúme, simplesmente porque, ao se subestimar, evita a possibilidade de fracasso.

Aspectos Positivos

Não teme o fracasso ou o sucesso.

Pessoa sem medo. Determinada.

Capaz.

Disposta a "mergulhar" e assumir riscos. Nunca se desencoraja com os resultados.

Não conhece o significado da expressão "não posso".

MIMULUS*

Mimulus Luteus ou *Mimulus Guttatus*

Palavras-chave: MEDO DE COISAS CONHECIDAS

Aspectos Negativos

Medo por motivos *conhecidos*.

Exemplos:
Medo de doença e das suas conseqüências.
Medo da morte.
Medo de acidentes — da dor.
Medo do escuro, da umidade, do frio.
Medo da pobreza.
Medo de pessoas, de animais.
Medo de falar em público.
Medo de perder amigos.

Medos secretos, fala muito pouco, tem medo do público.

Fica corado facilmente — pode sofrer de gagueira. Timidez. Acanhamento.

Aspectos Positivos

Coragem serena para encarar processos e dificuldades com equanimidade e humor.

Emoções completamente sob controle — capacidade para desfrutar a vida mais uma vez sem medos irracionais.

Tem amor e compreensão que podem superar coisas de que não gosta e que não compreende.

MUSTARD

Sinapsis Arvensis

Palavras-chave: TRISTEZA PROFUNDA SEM EXPLICAÇÃO (GRANDE DESÂNIMO)

Aspectos Negativos

Uma onda de tristeza. Desesperança, depressão desesperadora e melancolia que surge repentinamente e se vai do mesmo modo, *sem nenhuma razão aparente.*

A melancolia, como que encoberta por uma nuvem fria e escura, pode ser bastante forte e privar as pessoas de seu bom humor e de suas opiniões normais, de tão ensimesmadas que estão.

Aspectos Positivos

Serenidade interior, estabilidade, alegria e paz que nada pode abalar ou destruir.

OAK

Quercus Pedunculata ou *Quercus Robur*

Palavras-chave: DESENCORAJADO, PORÉM CONTINUA LUTANDO

Aspectos Negativos

Trabalha demais e esconde o cansaço. Batalhador. Desalento que leva ao desespero. Obstinação, esforço incansável, embora tudo possa parecer inútil; poderia até resultar num colapso nervoso.

Aspectos Positivos

Tem coragem e permanece tranqüilo em qualquer situação.

Gosta de ajudar os outros. Confiável.

Forte, paciente, cheio de senso comum, pode suportar uma grande tensão.

As pessoas do Remédio Oak são corajosas e lutam contra a adversidade, as dificuldades e as doenças sem perder a esperança. Elas insistem e não param de se esforçar para descobrir a cura quando estão doentes.

(Embora esta possa parecer uma descrição positiva, somente quando a força interior começa a diminuir e a entrar em colapso, causando cansaço e sinais de que a batalha está perdida, é que OAK se faz necessário.)

OLIVE

Olea Europaea

Palavras-chave: ESGOTAMENTO TOTAL

Aspectos Negativos

Esgotamento por causa de condições adversas por longo período, ou quando a vitalidade foi perdida devido a doença longa.

Mente cansada e exaurida.

Nenhuma reserva de vitalidade. Tudo representa um esforço. Cansa-se facilmente. Falta de interesse. Fadiga total da mente e do corpo.

Pouco tempo para o relaxamento e o prazer.

Não consegue apreciar o trabalho ou as coisas que costumavam dar-lhe prazer e interesse.

Aspectos Positivos

Remédio para a convalescença.

Remédio da fé aplicada, isto é, para a falta de confiança no próprio esforço para vencer.

Remédio para restaurar a paz de espírito, a vitalidade e o interesse.

Força e vitalidade para apoiar e guiar pessoas necessitadas.

Capacidade de manter a paz, a harmonia e o interesse, "mesmo quando se veja forçado a permanecer inativo".

PINE

Pinus Sylvestris

Palavras-chave: AUTOCONDENAÇÃO – CULPA

Aspectos Negativos

Autocondenação. Culpa-se a si mesmo pelos erros dos outros e por tudo o que acontece de errado.

Tem complexo de culpa, que acaba com qualquer alegria.

É extremamente consciencioso, mas nunca está contente com suas realizações e geralmente trabalha demais.

Aspectos Positivos

Assume responsabilidades com uma atitude justa e equilibrada.

Grande perseverança, humildade e julgamento sadio.

Nota: *Atenção para não confundir com desgosto em relação a si próprio (Veja Crab Apple).*

RED CHESTNUT

Aesculus Carnea

Palavras-chave: ANSIEDADE COM OS OUTROS

Aspectos Negativos

Preocupação excessiva e *medo pelos outros* — de uma calamidade que possa cair sobre eles — espera o pior.

Medo de que uma simples doença em alguém se torne algo sério ou grave.

Esse tipo de pensamentos negativos e cheios de medo só podem causar danos a nós e aos que estão à nossa volta.

Aspectos Positivos

Capacidade de enviar pensamentos de proteção, de saúde ou de coragem para os que necessitam.

Capacidade de permanecer física e mentalmente calmo, em qualquer emergência.

ROCK ROSE*

Helianthemum Vulgare ou *Helianthemum Nummularium*

Palavra-chave: PÂNICO

Aspectos Negativos

O Remédio para livrar do terror — do pânico.

Causado por acidente ou risco de vida.

Causado por testemunhar um acidente.

Sempre que há pânico na atmosfera, o paciente e os que estão em volta são afetados.

O pavor de uma criança por causa de um pesadelo (algumas gotas em um pouco de água tomada com freqüência irá acalmá-la rapidamente).

Aspectos Positivos

Grande coragem — disposto a arriscar a própria vida pelos outros.

O ego é esquecido. Força de vontade e caráter.

ROCK WATER

Palavras-chave: AUTO-REPRESSÃO E NEGAÇÃO DE SI MESMO

Aspectos Negativos

Concentração excessiva em si mesmo.

O tipo de pessoa "contida" e "bem educada".

O Remédio para aquelas pessoas com opiniões fortes e que permitem que suas mentes sejam regidas por grandes teorias. *Rigidez* de percepção, às vezes também física.

Capatazes impiedosos de si mesmos.

Autonegação — autodomínio e, até mesmo, automartírio.

Geralmente não interferem na vida dos outros por estarem demasiado preocupados com sua própria perfeição, dando um exemplo para que todos vejam.

Aspectos Positivos

Tem ideais elevados — uma mente flexível disposta a abandonar uma teoria original se uma verdade maior é revelada.

Tem convicção suficiente para não ser facilmente influenciado pelos outros.

Expressa tanta alegria e paz que os outros são encorajados a segui-lo.

Algumas gotas adicionadas ao banho ajudarão.

SCLERANTHUS*

Scleranthus Annuus

Palavras-chave: INCERTEZA — INDECISÃO

Aspectos Negativos

Indecisão. Mente indecisa, hesitando entre duas possibilidades. Incerteza.

Estados de ânimo variados: luz e sombra.

Experimenta estados extremos de:
Alegria e Tristeza
Energia e Apatia
Otimismo e Pessimismo
Risos e Lágrimas

Pode não ser confiável — incerteza devido a uma constante mudança de perspectiva.

Desperdiça o tempo e perde oportunidades.

Falta de estabilidade e de equilíbrio.

Pessoas sujeitas a náuseas em viagens de carro ou avião.

Aspectos Positivos

Calma. Determinação.

Toma decisões rapidamente.

Age imediatamente.

Mantém sua atitude e equilíbrio em qualquer ocasião.

STAR OF BETHLEHEM

Ornithogalum Umbellatum

Palavra-chave: CHOQUE

Aspectos Negativos

CHOQUES e todas as suas seqüelas.

Um acidente — notícias ruins sem sobreaviso.

Um susto muito forte — uma desilusão muito dolorosa.

Muitos efeitos inesperados, ações retardadas, devido a um trauma.

Aspectos Positivos

Neutraliza o choque e seus efeitos, sejam eles imediatos ou retardados.

"O consolador das dores e tristezas."

SWEET CHESTNUT

Castanea Vulgaris ou *Castanea Sativa*

Palavras-chave: ANGÚSTIA EXTREMA

Aspectos Negativos

Desespero mental terrível e assustador. Tortura mental extrema. Angústia e desolação.

Chega ao limite do que é possível suportar.

Quase destruído. Cansaço e solidão totais.

O futuro é uma completa escuridão. Não há esperança, não há paz.

Aspectos Positivos

Caráter forte.

Controle total das emoções.

Tende a resolver os próprios problemas.

Aqueles que, apesar da angústia insuportável, podem pedir ajuda ao Pai e manter sua confiança Nele.

O grito de ajuda é ouvido e milagres acontecem!

VERVAIN*

Verbena Officinalis

Palavras-chave: TENSÃO — HIPERANSIEDADE

Aspectos Negativos

Energia mental usada ao extremo — esforço excessivo, estresse.

A vontade impele a ação para além da força física.

A tensão causa a incapacidade de relaxar e a subseqüente insônia.

"Se mete numa coisa até morrer." Altamente envolvido — fanático. Perfeccionista. Sensível às injustiças.

Tem a mente sempre adiante; inclinado a assumir muitas atividades ao mesmo tempo.

Aspectos Positivos

Alguém que ensina que grandes realizações são alcançadas pelo "Ser" muito mais que pelo "Fazer".

Grande coragem. Encara o perigo com decisão para defender uma causa.

Alguém calmo, sábio e tolerante, com a capacidade de relaxar. Sempre disposto a ouvir.

Mantém fortes opiniões que raramente mudam, *mas está pronto para fazê-lo, se necessário.*

VINE

Vitis Vinifera

Palavras-chave: DOMINADOR — INFLEXÍVEL

Aspectos Negativos

Tendência a usar grandes talentos para conquistar o poder e dominar. Faz pouco caso das opiniões alheias. Exige e espera obediência absoluta. Orgulho agressivo.

Tem ânsia de poder — é ávido de autoridade. Cruel em seus métodos. Sabe mais do que ninguém. Força a sua vontade sobre todos. Pode ser tirânico e ditatorial. Deleita-se em ter poder sobre os outros — é duro, cruel e sem compaixão.

Um pai ou mãe que domina o lar com mão de ferro.

Aspectos Positivos

Um líder sábio, amoroso. Muito capaz, confiante e ambicioso.

Usa suas grandes qualidades para guiar sem a necessidade de dominar.

Ajuda os outros a se conhecerem e a encontrar uma direção na vida.

Um líder que inspira os outros com sua confiança e certeza inabaláveis.

WALNUT

Juglans Regia

Palavras-chave: PROTEÇÃO À MUDANÇA E
INFLUÊNCIAS EXTERNAS

Aspectos Negativos

Supersensibilidade a certas idéias, ambientes e influências.

Poderá ser afetado por uma pessoa dominadora, por uma circunstância extrema, por uma ligação com o passado, por uma ligação familiar ou um hábito muito arraigados, sendo que qualquer dessas situações poderá impedir ou frustrar planos e até mesmo o curso normal da vida.

Aspectos Positivos

Ideais e ambições — comparáveis aos dos pioneiros, dos inventores ou dos exploradores — com uma constância e determinação que leva tudo para a frente, mesmo quando há circunstâncias adversas, opiniões contrárias e o perigo de ser ridicularizado.

Walnut protege contra os efeitos adversos da supersensibilidade a certas idéias, ambientes e influências.

É o Remédio para os estágios de transição — mudança de dentição, puberdade, menopausa — e é definitivamente o Remédio para romper ligações, encantamentos e hábitos muito arraigados.

Walnut tem grande atuação quando tomado no momento de grandes decisões, tais como mudar de religião, de profissão ou de casa.

Quando chega o momento de "dar grandes passos adiante", rompendo com velhas convenções, restrições, etc., e quando se toma um novo Caminho na vida, freqüentemente envolvendo sofrimentos e o rompimento de ligações antes valiosas.

WATER VIOLET*

Hottonia Palustris

Palavras-chave: ORGULHOSO, INDIFERENTE

Aspectos Negativos

Por causa de seu conhecimento e capacidade, são pessoas que, às vezes, parecem orgulhosas, indiferentes, desdenhosas e condescendentes.

Essa rigidez mental pode criar inflexibilidade e tensão física.

Aspectos Positivos

Pessoas que gostam de estar sozinhas; são independentes e autoconfiantes.

Calmas, gentis, tranqüilas, solidárias e sábias, são pessoas que têm equilíbrio e dignidade e colocam sua capacidade a serviço dos outros.

Suportam a mágoa e o sofrimento em silêncio.

Num estado normal, podem dar conselhos sem se envolver pessoalmente nos assuntos alheios.

WHITE CHESTNUT

Aesculus Hippocastanum

Palavras-chave: PENSAMENTOS INDESEJÁVEIS – DISCUSSÕES MENTAIS

Aspectos Negativos

Um acontecimento preocupante ou entristecedor cria uma idéia fixa. Argumentações mentais.

Incapacidade de evitar que os pensamentos fiquem girando na mente, como um hamster numa roda.

Pensamentos persistentes, indesejáveis, que se repetem como um disco arranhado sempre tocando no mesmo lugar, causando insônia e confusão mental.

A pessoa que sofre desse tipo de preocupação geralmente não consegue se concentrar e nem sempre responde quando alguém lhe fala. Trata-se de um estado mental que pode causar acidentes.

Aspectos Positivos

Uma mente calma e silenciosa – uma pessoa em paz consigo mesma e com os outros, o que a torna capaz de controlar seus pensamentos e de usá-los construtivamente para solucionar problemas.

WILD OAT

Bromum Asper ou *Bromus Ramosus*

Palavras-chave: INCERTEZA EM RECORRIGIR O CAMINHO DA VIDA

Aspectos Negativos

Indecisão no que diz respeito ao que fazer. Incerteza (veja também Scleranthus). As coisas não estão claras, causando cansaço e insatisfação.

Pessoa talentosa, ambiciosa; tenta muitas coisas, mas nenhuma lhe traz felicidade — tornando-se frustrada e deprimida. Pode se sentir entediada.

Aspectos Positivos

Caráter definido, talentos e ambições claras.

Vive uma vida plena de significado e felicidade.

Wild Oat é o Remédio que pode ajudar na escolha de uma carreira.

WILD ROSE

Rosa Canina

Palavras-chave: RESIGNAÇÃO, APATIA

Aspectos Negativos

Resignado com a doença, com a monotonia e o trabalho inadequado. Por demais apático para ficar bem, mudar de ocupação ou desfrutar os prazeres simples, apesar de tudo já estar em suas mãos para fazê-lo. Divagando sempre.

Resignação — rendição. "Tenho de aprender a viver com isto." "É uma coisa de família; então tenho que sofrer mesmo." Acredita que uma situação não tem remédio.

Não consegue perceber que, na verdade, criou essas situações e as está alimentando e mantendo.

Sempre cansado, falta-lhe vitalidade; é uma companhia entediante. Poderá ter um timbre de voz monótono e sem expressão.

Aspectos Positivos

Vivo interesse por tudo o que acontece.

Ambicioso. Interessado. Determinado.

Interesse e vitalidade produzem felicidade, enriquecimento, a satisfação dos amigos e a boa saúde.

WILLOW

Salix Vitellina

Palavra-chave: RESSENTIMENTO

Aspectos Negativos

Ressentimento — amargura — autocompaixão — culpando a todos menos a si mesmo. "Eu não merecia esta desgraça; por que isto foi acontecer logo comigo, enquanto os outros estão livres?"

Sente inveja da boa sorte, da saúde, da felicidade ou sucesso dos outros.

Irritadiço, rabugento, um desmancha-prazer que adora espalhar tristeza e desespero. Um resmungão.

Nenhum interesse pelos assuntos dos outros, exceto para menosprezar ou falar por maldade.

Toma sem dar — aceita ajuda como se fosse um direito seu — é um mal-agradecido, um alienado. Quando doente, é um paciente difícil; nada o agrada nem satisfaz.

Relutante em admitir melhoras.

Aspectos Positivos

Otimismo e fé.

Alguém que reconhece responsabilidades e o poder de atrair o bem ou o mal, dependendo da natureza de seus pensamentos.

A maioria de nós pode ocasionalmente ser afetada pelo estado mental descrito no Remédio Willow. Portanto, ele neutralizará e nos ajudará a retomar o senso de humor perdido e a ver as coisas em sua verdadeira perspectiva.

O REMÉDIO "RESCUE"

Para Primeiros Socorros, Emergências e Estresse

Este remédio é composto de cinco essências florais — IMPATIENS, STAR OF BETHLEHEM, CHERRY PLUM, ROCK ROSE e CLEMATIS — descoberto e usado com ótimos resultados pelo Dr. Edward Bach.

Se você sofreu um choque de qualquer tipo, como notícias ruins dadas repentinamente; se houve uma perturbação na família, ou se você está vivendo a tristeza que antecede ou sobrevém a um funeral; se está temeroso ou confuso, ou mesmo aterrorizado, em pânico, o Remédio "Rescue" virá em seu auxílio para torná-lo capaz de encarar esses problemas causadores de estresse.

Se você está à espera de notícias importantes, está prestes a fazer exames, a participar de uma reunião difícil ou a dar uma entrevista; se vai subir ao palco, se vai falar em público, fazer exames para tirar carteira de motorista; se vai ao dentista ou ao hospital, o Remédio "Rescue" sempre o ajudará a aliviar a apreensão; portanto, toda vez que se sentir pressionado, tenso ou indevidamente atormentado, ele é um produto bom e natural que poderá restaurar seu equilíbrio e confiança.

Em certas ocasiões, quando sua mente estiver superativa ou atormentada, tome uma dose ou duas à tardezinha e antes de ir dormir; porém, não espere que o Remédio "Rescue" venha a anular automaticamente os efeitos perturbadores de filmes de horror na TV ou outros itens excitantes que você veja ou escute muito tarde da noite. Você precisa desligar a tempo!

Em todos esses casos, tente resolver os problemas de modo positivo e use o Remédio "Rescue" para ajudá-lo em seu esforço.

Muitos já comprovaram a importância de ter o Remédio "Rescue" à mão para uso imediato em casos de acidente ou de pânico, para pessoas em estado de choque, a fim de que o processo natural de cura prossiga normalmente.

O Remédio "Rescue" possibilita um tratamento eficaz contra o estresse, particularmente quando este resulta de situações de emergência. Se, por exemplo, houve um acidente sério em casa, na rua ou na estrada, as pessoas envolvidas poderão passar por uma ou mais dentre as seguintes emoções: choque, terror ou pânico, tensão mental grave, um sentimento de desespero ou um estado mental confuso ou entorpecido. Nessas circunstâncias, deve-se chamar um médico imediatamente e, embora a aplicação do Remédio "Rescue" não substitua nem tenha a intenção de substituir os cuidados médicos, ele tem potencialidades capazes de salvar vidas, de modo que, antes da chegada do médico, poderá aliviar o medo e ajudar a vítima a recuperar a calma.

Tratamento em Caso de Acidentes:

Dosagem para o Remédio "Rescue" (quando usado em separado)

Para uso imediato em caso de emergência, use 4 gotas da essência num pequeno copo d'água (pode ser tomado com outros líquidos: suco de frutas ou outras bebidas) para ser tomado constante e lentamente. O copo poderá ser enchido outra vez, se necessário. Se o paciente não está em condições de engolir, ou está em coma, os lábios, a região atrás das orelhas e os pulsos poderão ser umedecidos com o Remédio.

É sempre bom carregar um frasco dessa essência com você para alguma emergência.

Uso Externo

O Remédio "Rescue" também existe em forma de pomada e pode ser aplicado em ferimentos, mordidas, ferroadas, queimaduras, distensões, massagens e em muitos outros casos.

O Remédio líquido pode ser diluído e usado externamente como uma loção. Algumas gotas não diluídas e tiradas diretamente do vidro também poderão ajudar nas situações mencionadas acima, exceto, é claro, quando a pele estiver gravemente danificada.

Atenção para esta nota:

"Rescue" é um remédio natural e inteiramente seguro, sem nenhum efeito colateral ou formação de hábito e não interferirá em qualquer tratamento médico.

Lembre-se que o Remédio "Rescue" pode ser ministrado a seus animais domésticos e a qualquer criatura viva; se eles passaram por uma experiência de medo ou ferimento, 4 gotas da essência no alimento ou água de beber poderá beneficiá-los imensamente. Repita, se necessário.

O mesmo se pode dizer quanto ao seu uso no jardim ou na estufa. Se uma árvore ou arbusto foi transplantado e passou por algum tipo de choque, trate-o durante um dia ou dois e reduza o efeito do trauma, possibilitando o começo do restabelecimento. Coloque 10 gotas de essência em um regador e derrame-as em torno das raízes (se o solo estiver seco, é bom regá-lo antes de fazer a aplicação do Remédio). Use um borrifador no caso de folhagens. Para plantinhas mais novas, ou transplantadas em vaso, coloque 4 gotas em um borrifador e aplique no composto e na folhagem.

As essências concentradas de todos os remédios, os livros, gráficos, ilustrações em geral e informações, incluindo instruções para dosagem e a lista de distribuidores no estrangeiro, podem ser encontrados no seguinte endereço:

BACH FLOWER REMEDIES LTD.
The Dr. Edward Bach Centre,
Mount Vernon, Sotwell
WALLINGFORD.
Oxon. OX10 0PZ.
Tel: Wallingford 39489 (das 9:30 às 15:00 hs., de segunda a sexta)

Endereços úteis

Maiores informações sobre a Medicina Floral e os frascos dos 38 remédios podem ser obtidos em:

The Headquarters, The Dr. Bach Centre,
Mount Vernon, Sotwell, Wallingford,
Oxon, OX10 0PZ UK - England

Leia também:

Repertório dos Remédios Florais do Dr. Bach

F. J. WHEELER

O Dr. Bach, um médico inglês, depois de atuar como bacteriologista num hospital de Londres e de obter êxito profissional com suas vacinas orais, resolveu morar numa floresta de Gales, na Grã-Bretanha. Desiludido com a medicina ortodoxa, descobriu então que sua sensibilidade lhe permitia sentir as energias transmitidas pelas flores através de um simples toque, constatando ao mesmo tempo que, enquanto algumas flores eram capazes de provocar sentimentos negativos, outras tinham a propriedade de anulá-los. Tendo em vista a aplicação prática dessas propriedades, o Dr. Bach criou, a partir de essências naturais, os medicamentos que hoje levam o seu nome.

Este repertório, organizado como uma contribuição para o aprendizado da verdadeira arte de curar, será de grande utilidade para os que desejam desenvolver sua habilidade na escolha e prescrição dos remédios florais. Em ordem alfabética, estão relacionados aqui os diversos estados de ânimo e suas variantes, tendo ao lado a essência ou essências indicadas para cada caso.

EDITORA PENSAMENTO

Os Estados Afetivos e os Remédios Florais do Dr. Bach

DR. EDUARDO LAMBERT

Para o homem, que é um ser natural, esta é uma proposta de terapia naturalista fundamentada nas propriedades curativas das flores, com a finalidade de proporcionar equilíbrio, harmonia e saúde.

Neste livro, são apresentados de forma simples e objetiva, em ordem alfabética, os estados afetivos ou emocionais e seus respectivos Remédios Florais.

Na realidade, trata-se de um repertório, ou seja, um guia ou manual de fácil leitura e rápido entendimento, com orientações que auxiliam na escolha dos Remédios Florais, permitindo um diagnóstico mais preciso das emoções e uma prescrição mais adequada, possibilitando um maior sucesso da terapia floral.

A saúde – como todos sabemos – é primordial à vida e a arte de curar é um sublime ato de amor.

EDITORA PENSAMENTO

Os Remédios Florais do Dr. Bach

DR. EDWARD BACH

Problemas de saúde freqüentemente têm suas origens na mente; sentimentos que foram persistentemente reprimidos irão emergir, primeiro, como conflitos mentais e, depois, como doença física.

O Dr. Edward Bach, um médico inglês, depois de atuar como bacteriologista num hospital de Londres e de obter êxito profissional com suas vacinas orais, resolveu morar numa floresta de Gales, na Grã-Bretanha. Desanimado com a medicina ortodoxa, lá descobriu que tinha uma sensibilidade tal que lhe permitia sentir as energias transmitidas pelas flores apenas tocando-as ou colocando na boca as gotas que o orvalho deixava sobre elas. Ao mesmo tempo constatou que, enquanto algumas flores eram capazes de provocar sentimentos negativos, outras tinham a propriedade de anulá-los. Entre 1930 e 1934, o Dr. Bach identificou 38 flores silvestres entre essas últimas e escreveu os fundamentos da sua nova medicina.

De volta à civilização, verificou na prática a eficácia dos medicamentos florais e compreendeu a grande ajuda que poderiam dar à humanidade doente. O Dr. Bach dizia que "o medicamento deve atuar sobre as causas e não sobre os efeitos, corrigindo o desequilíbrio emocional no campo energético". Estes remédios atuam sobre a desarmonia profunda do paciente e, assim fazendo, formam a base para a recuperação dos sintomas físicos.

A terapia das flores age no plano mais sutil da pessoa; seu efeito, reconhecido em 1976 pela Organização Mundial da Saúde, se constitui de grande ajuda à humanidade nestes momentos de transição, auxiliando a harmonização dos corpos (etérico, emocional e mental) e facilitando o livre fluxo das energias superiores através da personalidade.

Neste livro fascinante, o Dr. Bach nos traz explicações sobre sua terapia floral e sobre sua aplicação em cada circunstância, assim como sobre a natureza das enfermidades e a forma de dominá-las, permitindo que o organismo humano descubra o seu caminho até a verdadeira saúde interior.

EDITORA PENSAMENTO